Dieta Sirt

Scopri il potere delle sirtuine per una rapida perdita di

peso e una vita sana

(Guida rapida alla cottura con la dieta alimentare sirt)

Pierluigi Tarantino

Tabella Dei Contenuti

Introduzione

Era una giornata come le altre, ero seduta sul divano, insoddisfatta come sempre del mio corpo. Non potevo certo definirmi grassa, avevo solo qualche chilo in più ma questo non mi permetteva di vedermi come avrei sempre voluto. Per quanto mi impegnassi e cercassi di dimagrire ottenevo sempre e soltanto scarsi risultati. Avevo provato ormai quasi tutte le diete ma anche quando avevo perso qualche kg dopo poco tempo lo avevo recuperato con gli interessi.

Non mi sentivo attraente e non ero in pace con me stessa. Anche se ero assolutamente certa che nessuno mi avrebbe mai giudicato in cattivo modo per il mio fisico che era assolutamente nella media, provavo un senso di vergogna quando dovevo indossare il mio costume bikini per andare a mare. Avevo paura che si vedesse il mio gonfiore di pancia.

Inoltre, l'ansia di non poter essere più attraente per il mio uomo che mi aveva sempre amato ha generato in me pensieri negativi che mi hanno portato a mangiare sempre più cibo spazzatura. Le patatine e le merendine in alcune giornate erano diventate le mie compagne di viaggio. Il mio partner mi diceva che non dovevo fare dei pensieri negativi ed ero bella così come mi vedeva. Io non volevo dimagrire per gli altri però, io non mi sentivo bene con me stessa. Mi sentivo come una farfalla in un corpo di un elefante. Dovevo assolutamente cambiare qualcosa nella mia vita.

Durante una giornata come tante, mentre navigavo in Internet ho visto qualcosa che ha catturato la mia attenzione. Alcune persone erano riuscite a perdere fino a 4 0 kg senza soffrire la fame. Questo era un aspetto fondamentale per me. In tutte le diete che avevo intrapreso tranne qualcuna, infatti avevo sofferto molto la mancanza di determinate tipologie di cibo. Iniziai quindi ad informarmi su questa dieta e ora dopo ora continuavo a prendere sempre più informazioni, non riuscivo a staccarmi dal computer, c'era come una calamita che mi bloccava, ero irrimediabilmente attratta da tutto ciò che leggevo. Navigavo da una pagina web all'altra, e decisi di comprare anche dei libri, qualcosa in me si era risvegliato, un bagliore di speranza.

Il mio umore era cambiato drasticamente, adesso avevo in mano qualcosa che mi avrebbe aiutata a intraprendere al meglio un percorso che sarebbe durato per molto tempo.

La dieta SIRT mi ha sicuramente cambiato la vita in meglio, mi ha fatto raggiungere risultati mai raggiunti. Adesso mi ritengo un'esperta di questa dieta, non solo perché conosco tutta la teoria nei minimi dettagli ma soprattutto perché ho applicato e ho avuto dei risultati concreti su tutto ciò che ho studiato.

Adesso è arrivato anche il tuo momento di fare questo grande passo e iniziare la dieta. Se ancora non sei convinta/o, ti devi rendere conto che hai già deciso di prendere seriamente la questione, ti si è già acceso un barlume di speranza, perché hai acquistato un libro che ti informa di una dieta che fino a poco tempo fa non conoscevi e che al momento è una delle più conosciute e seguite al mondo.

Sicuramente avrai sentito che anche la cantante Adele ha intrapreso questo percorso e in pochi mesi ha perso moltissimi kg ed è diventata anche un'icona di bellezza oltre che musicale.

Ti dico che non è semplice rompere il ghiaccio, iniziare qualcosa da zero, i primi momenti sono i più difficili e quelli che richiedono più coraggio ma adesso non sei sola e neanche dopo questo libro lo sarai. Voglio che questo manuale sia per te come un fratello premuroso che ti consiglia cosa mangiare ogni giorno e ti dà l'energia per comportarti in modo diverso.

Lasciare questo libro nella polvere nella tua biblioteca non avrebbe senso. Ora che hai acquistato questo libro, però, devo dirti che il percorso sarà tutto in discesa, non dico che non ci saranno ostacoli o che tutto il percorso sarà facile. Vorrei solo che questo manuale fosse un vero e proprio aiuto per te e che ti aiutasse a raggiungere i risultati desiderati.

Devi sapere però, lo avrai capito dalla mia storia, che la dieta SIRT è molto diversa dalle altre. È una dieta molto più facile da intraprendere dove non vengono eliminati cibi ma ne vengono aggiunti altri che probabilmente non sei abituato a mangiare. Paradossalmente potrai aumentare la varietà dei piatti da mangiare. Se ti ritrovi a mangiare ogni giorno gli stessi cibi perché non hai fantasia o non sai cosa cucinare, questa dieta potrebbe essere per te un vero toccasana.

Gli alimenti che mangi e poi inserisci nel tuo corpo servono a stimolare il tuo metabolismo e ad attivare il cosiddetto "gene magro". Prima di andare nel dettaglio di questa dieta però vorrei affrontare con te altri aspetti.

Capitolo 1: Il Mondo Dei Sirtfoods

Come facilitare la dieta Sirt

La Dieta Sirt è divisa in due fasi. È necessario seguire questa dieta per almeno tre settimane se si desidera vedere miglioramenti evidenti. Sei libero di seguire questa dieta anche una volta superate le 4 settimane aumentando gradualmente l'assunzione di cibi ricchi di Sirtuina. Questa semplice soluzione è considerata il miglior piano di mantenimento per questa dieta. Non dimenticare di provare le diverse ricette Sirt fornite in questo libro. Ognuna di queste ricette include vari Sirt-food di cui il tuo corpo ha bisogno.

Per rendere più semplice e gestire al meglio la Dieta Sirt, è necessario prepararsi per entrambe le fasi e stabilire un piano per mantenere i risultati ottenuti.

Il tuo apporto calorico deve essere limitato durante questa fase. Dura solo una settimana e durante questo periodo dovrai aumentare il consumo giornaliero di succhi verdi. Secondo la ricerca condotta dai creatori di questa dieta, perdere fino a 8 libbrea settimana è possibile durante la prima fase. Ricorda, il tuo apporto calorico deve essere di 2 000 calorie al giorno. Puoi consumare tre bicchieri di succhi verdi al giorno. Dopo aver consumato i succhi verdi, sei libero di aggiungere uno qualsiasi degli altri pasti a base di frutta discussi nei capitoli delle ricette. Finché ti attieni all'apporto di 2 000 calorie, sei sulla strada giusta.

Non preoccuparti se trovi questa fase iniziale difficoltosa, perché questa restrizione calorica è limitata ai soli primi tre giorni. Dal quarto giorno della fase uno in poi, puoi aumentare l'apporto calorico fino a 2 6 00 calorie. Ciò rende abbastanza facile includere due succhi verdi nei pasti quotidiani mentre si consumano due o tre pasti a base di cibo. Nei capitoli successivi troverai numerose ricette (complete di valori nutrizionali) tra cui scegliere. Ti saranno molto utili per organizzare al meglio i tuoi pasti!

A differenza della prima fase, questa va avanti per due settimane. Anche la costante perdita di peso è una caratteristica comune in questa fase, sebbene non sia prescritta alcuna restrizione calorica. Sarai in grado di pianificare tre pasti al giorno. L'unica regola da tenere presente è che ciascuno di questi pasti deve includere cibi ricchi di Sirtuina. Non vi è alcuna restrizione calorica durante questo periodo, di per sé. Come regola generale, mangia solo quando hai fame e non mangiare più del dovuto.

Dopo aver completato queste due fasi, il passaggio successivo dipende interamente da te. Se vuoi perdere più peso o mantenere i benefici dimagranti offerti dalla Dieta Sirt, è consigliabile ripetere queste fasi.Non dimenticare di includere vari Sirt-food nella tua dieta anche se non vuoi ripetere le fasi precedenti. Prendi l'abitudine di bere almeno un succo verde al giorno. Questa è un'abitudine sana e non ci sono svantaggi nel portarla avanti facendola rientrare nel proprio stile di vita.

Capitol 2: Attività fisica e cambiamenti del tuo stile di vita

Mentre segui la dieta, è importante aggiungere sufficiente attività fisica alla tua routine quotidiana. È altrettanto importante non sovraccaricare o appesantire il tuo corpo. Durante i primi due giorni, l'apporto calorico è relativamente basso. Pertanto, non affaticare eccessivamente il tuo corpo e attieniti a esercizi molto leggeri durante la prima settimana. Se all'inizio ti sforzi troppo, il rischio di perdere massa muscolare aumenta.

Sentiti libero di aumentare l'intensità dei tuoi esercizi durante la seconda fase. Anche se non vi è alcuna restrizione calorica durante la seconda fase della Dieta Sirt, sii consapevole delle tue scelte alimentari. Non tornare ad applicare schemi alimentari scorretti durante questo periodo. Se lo fai, annullerai tutti i risultati in termini di perdita di peso ottenuti nelle prime due fasi di questa dieta.

Per la perdita di peso e il mantenimento, devi pian piano diventare consapevole della tua dieta e aggiungere esercizio alla tua routine quotidiana. Senza un deficit calorico, non puoi perdere peso. Un deficit calorico si verifica quando l'apporto calorico del tuo corpo è inferiore al suo dispendio calorico. Finché si mantiene questo, la perdita di peso e il mantenimento diventano abbastanza facili. Anche fare esercizio per soli 4 0 minuti al giorno ti assicurerà di essere sufficientemente attivo e in forma.

Per organizzare al meglio un piano di allenamento che ti possa accompagnare durante la dieta massimizzandone così i risultati, la cosa migliore da fare è sicuramente rivolgersi ad un professionista qualificato.

Suggerimenti per perdere peso

Oltre a seguire tutti i suggerimenti discussi nei capitoli precedenti per una sana perdita di peso con la Dieta Sirt, ecco alcuni suggerimenti che puoi utilizzare per massimizzare i benefici di questa dieta e la perdita di grasso.

Concentrati sull'allenamento della forza. Come suggerisce il nome, l'allenamento della forza aiuta ad aumentare la tua forza promuovendo lo sviluppo della massa muscolare. Si ritiene che questo sia un mezzo incredibilmente efficace per ridurre il grasso viscerale o addominale. L'attività aerobica unita all'allenamento della forza può ridurre il grasso della pancia.

Una buona qualità del sonno è importante per il corpo e la mente. Se vuoi aumentare la capacità del tuo corpo di bruciare più grassi, assicurati di riposarti a sufficienza. Sia che tu decida di andare a letto un po' prima o che tu preferisca impostare la sveglia più tardi, il sonno previene efficacemente l'aumento di peso e aumenta la combustione dei grassi. Per gli adulti in media sono necessarie almeno 8 ore di sonno continue e di buona qualità ogni notte. Non solo ti sentirai più energico e rinfrescato la mattina seguente, ma il tuo corpo inizierà a bruciare più grassi.

Elimina i carboidrati raffinati se vuoi perdere quei chili in più promuovendo la perdita di grasso. I cereali raffinati e trasformati sono poveri di fibre alimentari e quasi privi di tutti i nutrienti utili. Hanno anche un alto indice glicemico che destabilizza i livelli di zucchero nel sangue e aumenta la produzione di un ormone che induce la fame noto come grelina. Seguendo il semplice protocollo della Dieta Sirt, l'assunzione di carboidrati raffinati si ridurrà automaticamente. Con un semplice monitoraggio consapevole, puoi eliminare efficacemente queste calorie indesiderate dalla tua dieta quotidiana.

Per aggiungere più esercizio o attività alla tua routine quotidiana, il cardio potrebbe essere la soluzione giusta per te. L'esercizio aerobico, o cardio, è un mezzo efficace per rafforzare il cuore e la capacità polmonare. Fare cardio è molto utile quando l'obbiettivo in questione è quello di bruciare i grassi. Che si tratti di ridurre la pancia o il grasso corporeo, il cardio tornerà utile e porterà senz'altro benefici, ovviamente se abbinato ad una corretta alimentazione e ad un giusto riposo. È possibile ottenere i benefici dell'attività cardio praticando alcuni tra gli sport più comuni come nuoto, corsa, ciclismo e camminata. Anche 20-50 minuti di attività cardio al giorno aiutano a dare il via al processo di perdita di peso.

Sostituendo inoltre alcune bevande con alternative più sane, puoi ottenere benefici a livello di salute generale. Come accennato nel capitolo precedente, il consumo di caffè è consentito dalla Dieta Sirt. La caffeina stimola il sistema nervoso, aumenta il metabolismo del corpo e promuove la scomposizione degli acidi grassi immagazzinati al suo interno. Aumentando il dispendio energetico e stimolando il metabolismo del corpo, la caffeina incentiva la perdita di grasso. Quando si consuma il caffè, è bene evitare di aggiungere panna, zucchero o latte e consumarlo invece liscio.

Una forma specifica di esercizio nota come 'allenamento a intervalli ad alta intensità', o HIIT, può promuovere la capacità del corpo di bruciare i grassi e aumentare il potenziale di perdita di peso. Questa forma di esercizio include brevi periodi di attività con brevi periodi di recupero. Un semplice allenamento HIIT che puoi provare è alternare tra camminata lenta, corsa e sprint per 4 0 secondi ciascuno e fare una pausa di 4 0 secondi dopo aver completato un intero blocco di tutte queste tre attività.

Se il peso e la perdita di grasso sono le tue priorità, il digiuno intermittente ti tornerà utile. Pur seguendo i protocolli della Dieta Sirt, il tuo apporto calorico si riduce durante i primi tre giorni. Una volta completate entrambe le fasi della Dieta Sirt, prova a seguire i protocolli del digiuno intermittente. Come suggerisce il nome, questo è un modello dietetico che oscilla tra periodi di alimentazione e digiuno. Puoi digiunare fino a 2 6 ore in un dato giorno. Durante la finestra di digiuno, non puoi consumare calorie.In questo modo, l'apporto calorico si riduce automaticamente.Se non ti piace l'idea di digiunare ogni giorno, puoi applicare questa strategia a giorni alterni.Il digiuno essenzialmente accelera il metabolismo del tuo corpo e lo incoraggia a bruciare le riserve interne di grasso. Questo, unito ai cibi sani e ricchi di Sirtuina prescritti dalla Dieta Sirt, aumenta la perdita di grasso e, conseguentemente, la riduzione del tuo peso. Qualora tu fossi interessato a mettere in pratica anche questa strategia e quindi i protocolli previsti dal digiuno intermittente, è sempre bene consultare prima il tuo medico nutrizionista.

Capitolo 3: Suggerimenti Pratici Per

Massimizzare I Benefici

Ora che conosci i diversi benefici offerti dalla Dieta Sirt e le fasi per iniziare, è il momento di massimizzare i benefici che offre. Il modo più semplice per farlo è evitare gli errori comuni discussi in questa sezione.

Non evitare gruppi alimentari

Evitare un gruppo alimentare farà più male che bene al tuo corpo. Che si tratti di un macro o di un micronutriente, il tuo corpo ha bisogno di entrambi. I tre macronutrienti che devi consumare quotidianamente per mantenere la tua salute generale sono carboidrati, proteine e grassi sani. Se il tuo corpo non riceve quantità sufficienti di alcuni di questi gruppi di alimenti, potresti riscontrare alcuni effetti negativi nel tuo organismo. Non c'è altra regola da ricordare mentre si segue questa dieta se non quella di aggiungere i diversi cibi Sirt consigliati nel capitolo precedente. Oltre a ciò, è suggeribile sostituire alcuni alimenti comuni con alternative più sane come la quinoa o il riso integrale. Aggiungi alcuni grassi sani ai tuoi pasti usando olio extravergine di oliva per cucinare o anche consumando una manciata di noci al giorno.

Concentrati sul consumo di calorie sane

Fare scelte alimentari più sane ti aiuterà a migliorare i tuoi livelli generali di salute e forma fisica. Ma ricorda di non esagerare. Molti cibi da cucina sono sani, nutrienti e di solito a basso contenuto calorico. Ad esempio, mangiare cereali integrali fa bene alla salute. Nelle giuste quantità potrebbe essere buono per la salute, ma se consumi enormi porzioni di cereali, l'aumento di peso è un possibile risultato. Ogni gruppo alimentare ha ingredienti che fanno bene alla salute entro un limite ragionevole. Se il tuo corpo smette di bruciare le calorie che consumi, aumenterai di peso.

Non arrivare a soffrire la fame

Un cambiamento nella dieta è un cambiamento importante per il tuo corpo. Potrebbe non sembrare così, ma il tuo corpo ha bisogno di tempo per abituarsi alla nuova dieta. Mentre segui la Dieta Sirt ricorda che non devi mai arrivare al punto di soffrire la fame. Se il tuo corpo entra in questa modalità, il suo metabolismo generale si riduce e smette di bruciare i grassi.

Potresti essere tentato di ridurre le calorie durante la settimana in modo da poterti abbuffare durante il weekend. Se ciò accade, la tua massa muscolare ne sarà influenzata. Se il tuo obiettivo è la perdita di peso e vuoi migliorare la tua salute, evita di fare quanto appena descritto. Assicurati di consumare pasti sani e genuini ogni giorno. Oltre a questo, aggiungi almeno un frullato verde ai tuoi pasti quotidiani.

Aspettarsi risultati dall'oggi al domani

Mentre si segue questa dieta, è importante capire che non si tratta di una soluzione immediata. Ricorda che stai cercando di lavorare con il metabolismo del tuo corpo e di cambiarlo in meglio nel tempo. Che il tuo obiettivo sia la perdita di peso o una migliore forma fisica, ci vorrà tempo e fatica. Credi in questa dieta, segui le sue regole e sii paziente. Non è una delle tante diete 'alla moda'. La dieta Sirt ti incoraggia a fare scelte alimentari più sane e ad adottare migliori abitudini di vita. È importante trovare una dieta che sia sostenibile per te nel lungo periodo.

Ascolta il tuo corpo, mangia solo quando hai fame

Un errore comune che molti principianti commettono quando intraprendono una dieta è costringersi a mangiare in determinati momenti. Evita di farlo.Impara a capire e ad indentificare solo quando realmente hai fame e quindi bisogno di nutrirti, evitando di cedere al cosiddetto "mangiare per gola". Mangia solo quando hai fame e concludi il pasto quando ti senti quasi sazio. La maggior parte di noi è colpevole di mangiare troppo, specialmente quando siamo annoiati o stressati. Mangiare spinti da stati emotivi di qualsiasi forma è dannoso nel lungo termine. Tenendo un diario alimentare, puoi evitare che ciò accada. Prendi nota di ciò che mangi, di quanto mangi e dei diversi cibi che desideri. Queste informazioni, per

26

quanto semplici, si riveleranno illuminanti. Ti renderai conto che ci sono alcuni cibi che desideri a seconda del tuo stato d'umore. Utilizzando queste informazioni, diventa più facile gestire e comprendere le tue emozioni senza che il cibo venga utilizzato come consolazione o supporto. Un diario alimentare ti rende consapevole delle tue scelte alimentari e ti incoraggia a farne di migliori.

Seguendo i semplici suggerimenti discussi in questa sezione, è possibile evitare alcuni errori o trappole in cui cade la maggior parte delle persone a dieta.

Un adulto in buone condizioni di salute può seguire tranquillamente questa dieta. In caso di particolari condizioni di salute o disturbi metabolici come il diabete, è meglio consultare il proprio medico prima di apportare qualsiasi modifica alla dieta. Per aumentare le tue possibilità di dimagrire, questa dieta suggerisce alcuni sostituti comuni per alcuni alimenti. Questa è senz'altro un'ottima base di partenza, ma per ottenere risultati è necessario mantenere un deficit calorico (come precedentemente descritto) e aggiungere un po' di attività fisica alla tua routine quotidiana. Mentre segui questa dieta, devi assicurarti di completare entrambe le fasi di cui è composta e seguirla per un totale di almeno 4 0 giorni. Alcune semplici precauzioni che devi prendere includono il prestare attenzione e il mantenere sotto controllo l'assunzione di proteine e dei nutrienti necessari, garantendo sempre una corretta idratazione. Oltre a ciò, assicurati di dormire a sufficienza durante la notte.

Sei libero di fare esercizio seguendo i protocolli di questa dieta.Allo stesso tempo, non dovresti spingerti al limite con esercizi troppo impegnativi.Il tuo apporto calorico si ridurrà drasticamente durante i primi tre giorni. Durante la prima fase di questa dieta, l'apporto calorico sarà compreso tra 2 000-2 6 00 calorie al giorno. Ricordati di tenerlo in considerazione durante la messa a punto del protocollo di allenamento. Esercizi semplici e attività aerobiche sono più adatte per questo periodo. Se l'assunzione di proteine è limitata mentre sottoponi il tuo corpo ad un esercizio intenso, la massa muscolare si riduce. Anche il tuo metabolismo si riduce, rendendo a sua volta più difficile perdere grasso corporeo o peso. Questo è proprio ciò che vuoi evitare.

Ci sono altre verdure che posso includere?

Nel capitolo precedente, ti sono stati presentati i primi 20 cibi Sirt consigliati dalla Dieta Sirt. Seguendo questa dieta, è necessario consumare pasti sani, bilanciati e ricordarsi che non bisogna mai eccedere nel consumo di un determinato alimento. Anche se questa dieta ti permette di consumare vino rosso e cioccolato fondente in quantità moderate, mangiarne troppo può essere dannoso per il tuo obbiettivo di perdita di peso e, soprattutto, per la tua salute. Tutti i pasti che consumi devono includere i cibi Sirt discussi nel capitolo precedente, nelle giuste quantità. Oltre a tutto ciò, ci sono altre verdure che puoi includere tra cui asparagi, scalogno, cipolle bianche, cavolo cinese, broccoli, fagiolini, cicoria gialla e indivia.

Cosa posso aspettarmi dalla Fase Uno della Dieta Sirt?

La prima fase di questa dieta è una delle più importanti. Secondo i creatori di questa dieta, puoi perdere fino a 8 libbre durante questo periodo. Invece di concentrarti troppo su questo, è meglio lavorare predisponendo le basi corrette per migliorare il tuo livello generale di salute. I risultati variano a seconda del livello di esercizio e di quante calorie assumi. La perdita di peso sarà maggiore se il tuo deficit calorico è più alto. Mentre lo fai, non dovresti soffrire per il senso di fame. Se ciò avviene, molto probabilmente stai sbagliando qualcosa.A volte, anche se non c'è una differenza significativa nel tuo peso, ci saranno cambiamenti nel tuo corpo. I tuoi vestiti potrebbero adattarti meglio, ti sentirai più vigile ed energico e l'aspetto della tua pelle potrebbe migliorare.

Mentre segui questa dieta, o qualsiasi altra dieta per raggiungere il medesimo obbiettivo, non considerarla come una bacchetta magica per dimagrire. Ricorda, non hai guadagnato tutti i chili di troppo in una notte e perderli in altrettanto poco tempo è un'aspettativa irrealistica.Studia tutti i diversi vantaggi delle Sirtuine discussi nei capitoli precedenti. Impara a mantenere una mente aperta sui diversi consigli e suggerimenti forniti da questa dieta e cerca di renderla sostenibile a lungo termine. Ad esempio, se si verifica una notevole perdita di peso durante la prima fase, ma durante la seconda fase si ritorna ai propri schemi alimentari scorretti, tutte le energie investite inizialmente saranno vane.

capitolo 4: I liquidi sono importanti

In una sana alimentazione dobbiamo prestare attenzione all'assunzione dei liquidi. Il nostro corpo è costituito per circa il 8 0% di acqua, è l'elemento primario, la base della stessa vita, una sostanza di cui non dobbiamo fare a meno, perché nell'atto di dissetarci introduciamo nell'organismo elementi di fondamentale importanza che aiuteranno in molti processi il nostro organismo.

L'acqua è responsabile di moltissime reazioni metaboliche. Ma i suoi benefici sono innumerevoli, ci permette di avere una pelle elastica e luminosa grazie all'idratazione cutanea, regola la fluidità del sangue in quanto ne è un elemento costitutivo. I processi digestivi grazie alla sua assunzione migliorano, non solo ci aiuta anche ad avere un buon transito intestinale prevenendo tutti quei disturbi come il gonfiore o la stipsi.

L'acqua mantiene efficiente la temperatura del corpo e trasporta le sostanze nutritive alle cellule dell'organismo. Come abbiamo visto le funzioni che svolge l'acqua nel nostro organismo sono di notevole importanza, i liquidi introdotti vanno a compensare quelli persi con le urine, con il sudore e così via.

Per mantenere tutti questi processi bisogna introdurre circa due litri d'acqua al giorno.

Non sono pochi, molti lo fanno come abitudine e altri se ne dimenticano, i primi tempi della dieta è bene fare attenzione a questo aspetto per imparare a far sì che diventi sempre di più una sana abitudine.

Gli errori che si commettono riguardo all'assunzione di acqua sono principalmente due, il primo consiste nel non bere a sufficienza, sia per il fatto che si bevono anche altri liquidi non si ha mai un pieno controllo della quantità esatta di quelli che vengono introdotti.

Il secondo riguarda il fatto molto comune che si beve quando se ne avverte il bisogno, è bene sapere che l'assunzione dei liquidi dovrebbe essere continua per far sì che sia efficace. Quando si avverte il bisogno di bere si sta già verificando il processo di disidratazione e se non si provvede ad assumere dei liquidi, può darci dei disturbi come la secchezza delle fauci, nausee, crampi, mal di testa e un senso generale di debolezza. Come vediamo è bene non sottovalutare l'importanza.

I liquidi sono anche un importante aiuto spezza fame in ogni dieta. Perché appena avvertiamo lo stimolo di mangiare, l'acqua ci viene in aiuto dandoci quel senso di sazietà che ci permette di arrivare all'ora del pasto.

Soprattutto in estate o quando si fa attività sportiva, la sudorazione è molto più intensa, è opportuno non trascurare questo aspetto e bere per il corretto reintegro.

I liquidi li assumiamo non solo quando beviamo ma anche quando mangiamo, sono tanti i cibi che contengono acqua, soprattutto se si pensa alle verdure, ma anche la frutta dal canto sua ne contiene molta, in alcuni casi si arriva al 10 0 % di liquidi contenuti.

C'è anche un altro aspetto da tenere in considerazione, quando si assume una determinata quantità di carboidrati essendo questi idrofili causano la ritenzione dei liquidi, quando in una dieta i carboidrati diminuiscono si favorisce l'avvio della chetogenesi, il corpo espelle le scorie derivanti dalla combustione dei grassi, motivo per il quale è ancora più significativo assumere molta acqua per facilitare questo processo.

We never neglect this aspect, sometimes it happens to feel tired and many neglect the fact that it can depend on liquids. Come ho detto all'inizio siamo fatti di acqua ed è per questo motivo che non possiamo per nulla al mondo trascurare questo aspetto o dargli poca importanza!

Capitolo 5: Fase 2 Della Dieta Sirtfood

Nel capitolo precedente, abbiamo descritto ampiamente cos'è la fase 2 della dieta sirtfood. Dopo aver completato con successo i primi sette giorni della dieta sirtfood, l'ottavo giorno inizierai la fase 2. Questa si riferisce semplicemente a un periodo di due settimane che segue i primi sette giorni della dieta sirtfood. Questo sarà un periodo caratterizzato dall'assunzione di molti nutrienti così da aumentare il consumo calorico e integrare così la dieta sirtfood nella propria routine quotidiana.

Nella fase 2 della dieta sirtfood ci si aspetta una progressione nella perdita di grasso corporeo. Man mano che la fase 2 avanza, se segui religiosamente la tua dieta, è probabile che ti ritrovi a dimagrire e a sentirti ancora più energico e motivato per affrontare le attività quotidiane. Nella fase 2 della dieta sirtfood dovresti mangiare tre volte al giorno, il che significa che i problemi di fame, affaticamento e irritabilità dovuti alla limitazione delle calorie non rappresenteranno più un problema. Anche se è consigliato mangiare tre volte, si suggerisce di non abbondare con le porzioni. Mangia fino a quando non ti senti ragionevolmente pieno e soddisfatto, quindi fermati. Soddisfazione e sostenibilità sono i tratti distintivi della fase 2 che, se gestita bene, ti aiuterà a integrare la dieta sirtfood nel tuo stile di vita.

Voglio darti alcuni consigli che possono aiutarti a superare con successo la seconda fase della dieta sirtfood. Eccoli:

·   Alzati presto: come accennato nel capitolo precedente, il succo sirt gioco un ruolo centrale nella tua dieta. Per assicurarti di massimizzare i benefici di questa bevanda, è importante berla da trenta minuti a un'ora prima di fare colazione. Svegliandoti presto potrai fare un po' di allenamento, prepararti per il lavoro e finalmente consumare la tua sana colazione a base di cibi sirt. La combinazione del pasto sirt e del succo sirt ti aiuterà a riempirti e a motivarti lungo tutta la giornata, sciogliendo al tempo stesso i depositi di grasso.

·   Cena presto: che si stia o no seguendo una dieta, gli esperti generalmente sconsigliano di mangiare tardi. È più sano cenare presto, tra le 2 8:00 e le 2 10 :00, e poi riposarsi un po' prima di andare a letto. Quindi, invece di lavorare fino a tardi, consumare una cena pesante e andare a letto alle 24 :00, prova a fare una pausa, cena in modo sano e poi torna eventualmente a occuparti del tuo lavoro. È tuttavia consigliabile terminare il lavoro almeno un'ora prima di andare a letto così da dare al corpo il tempo per rilassarsi gradualmente prima di dormire. Per garantire il successo della dieta sirtfood, dovresti dormire in media 8 -8 ore a notte. Se sei molto occupato, cerca di dormire almeno 6 ore. Ciò favorirà il ringiovanimento delle cellule, rendendoti più sano, più forte e più in forma di prima. Dormire presto farà sì che tu sia più concentrato e pieno di energia al mattino, pronto per affrontare la giornata.

· Mangia porzioni equilibrate e misurate: è importante trovare un equilibrio nella quantità di cibo che assumi. Mangiare troppo significa sovraccaricare il corpo di calorie. Potresti pensare: "Ma l'obiettivo è quello di immagazzinare quanti più nutrienti possibile!". Sì, è vero che è importante assumere quanti più polifenoli possibile, ma mangiare troppo può causare stitichezza e influenzare l'azione delle sirtuine. Mangia dunque fino a quando non sei sazio, quindi fermati. Poiché la seconda fase prevede tre pasti al giorno, non è necessario sovraccaricarsi. Mangia fino a quando non ti senti ragionevolmente soddisfatto, mettiti al lavoro e poi mangia un altro pasto più tardi. Non devi soffrire la fame, ma non devi neanche sovraccaricarti fino ad essere letargico. Lascia che il tuo appetito ti guidi in modo da rimanere sempre energico e concentrato.

· Bevi il tuo succo sirt una volta: il succo sirt è un'ottima fonte di nutrienti e polifenoli per l'attivazione dei geni sirtuine. Tuttavia, man mano che vai avanti con la dieta e mangi ogni giorno più cibo, ti verrà richiesto di iniziare gradualmente a ridurre il consumo di succo sirt. Se nei primi tre giorni della fase 2 il succo sirt viene consumato tre volte al giorno insieme a un pasto sirt, nei seguenti quattro giorni si passa a due tazze di succo sirt e a due pasti al giorno. Nella fase 2 le cose cambiano ulteriormente. Ora puoi mangiare tre pasti al giorno, il che significa assumere un apporto ottimale di nutrienti. Non è più necessaria, insomma, un'intensa restrizione calorica. Per questo motivo, una volta iniziata la fase 2 dovresti consumare il tuo succo sirt solo una volta al giorno - e questo molto presto la mattina, da trenta minuti a un'ora prima di fare colazione.

Nella fase 2 della dieta, oltre al succo sirt puoi bere altri liquidi come acqua, acqua aromatizzata, caffè nero e tè verde. Puoi anche consumare vino rosso fino a tre volte a settimana.

Nella fase 2 assisterai a una ulteriore perdita di peso. La quantità di grasso eliminata in questa fase varierà da un individuo all'altro. Tuttavia, non è insolito perdere fino a 2 6 chili di grasso puro in questa fase. Come consigliamo costantemente, non cercare di giudicare il successo dei tuoi sforzi dietetici controllando la bilancia ogni mattina. La dieta ha lo scopo di aiutarti a bruciare i grassi e migliorare la tua massa muscolare, quindi mentre perdi grasso, le cellule muscolari possono dividere attivamente le cellule, aiutandoti così ad aumentare la massa muscolare. Per aiutarti a tenere traccia della perdita di grasso, osserva periodicamente il tuo corpo allo specchio, controlla come ti stanno i vestiti addosso o chiedi l'opinione di qualcuno di cui ti fidi.

Durante la fase 2, l'assunzione dei cibi sirt contribuirà a mantenere attivi i geni sirtuine, portando a maggiore chiarezza mentale e concentrazione. Il consumo degli alimenti contenuti nella dieta sirtfood favorirà il ringiovanimento delle cellule cerebrali e la lucidità mentale.

Se prima di iniziare la dieta sirtfood eri dipendente da cibo spazzatura e prodotti zuccherati, la fase 2 è quella in cui queste voglie inizieranno a diminuire in maniera significativa. Questo perché hai tre pasti sani al giorno e una tazza di succo sirt ricca di nutrienti. Il tuo corpo si sentirà costantemente sazio, e dunque non sentirai più quell'impulso ad attraversare la strada per prendere un hamburger e una bibita.

A lungo termine, completare la fase 2 della dieta sirtfood e integrarla nel tuo stile di vita aiuterà a ridurre la vulnerabilità alle malattie debilitanti. Come descritto in precedenza, il consumo di cibo malsano porta all'accumulo di grasso nel corpo. Se consumi molto zucchero raffinato in maniera regolare, questo avrà facile accesso al flusso sanguigno, facendo così innalzare i livelli di zucchero nel sangue e, per estensione, i livelli di insulina. Una volta che i livelli di insulina superano una certa soglia di sicurezza, la naturale tendenza del corpo a perdere grasso sarà soppressa e inizierai a diventare obeso. Con l'obesità arriva un'alta probabilità di malattie cardiache, ciò perché i grassi costringono il cuore a pompare il sangue a una pressione maggiore. In alcuni casi, i depositi di grasso possono persino bloccare i vasi sanguigni chiave all'interno del corpo, il che può portare alla perdita di coscienza e persino alla morte.

Durante i quattordici giorni della fase 2 berrai una porzione di succo sirt molto presto la mattina, vale a dire da mezzora a un'ora prima del pasto. Consumerai anche tre pasti standard al giorno: colazione, pranzo e cena. Questi pasti forniranno al tuo corpo le calorie e i nutrienti di cui ha bisogno per rimanere energizzato e pieno, eliminando i depositi di grasso malsani e riparando le cellule del corpo. Nella fase 2 possono anche essere introdotti spuntini sirt accuratamente selezionati, da consumarsi una o due volte al giorno. Gli snack sirt sono particolarmente utili quando si è in una posizione in cui non è possibile consumare subito un pasto standard. Quindi, anziché infrangere le regole della dieta e mangiare snack molto zuccherati, puoi semplicemente fare uno spuntino salutare, aspettando fin quando non potrai mangiare un pasto standard. Gli snack sirt possono essere ottimi durante le lunghe riunioni, i voli e lunghi viaggi su strada, lo shopping ecc.

Un ultimo promemoria: la dieta sirtfood funziona meglio quando i cibi vengono digeriti prima di andare a letto. Come conseguenza, la cena non andrebbe fatta dopo le 2 10 :00.

Frullato Ai Frutti Di Bosco

Ingredienti:
- 4 tazza di yogurt greco alla vaniglia
- Pochi frutti di bosco freschi per guarnire (facoltativo)
- Rametti di menta per guarnire

- 2 tazza e mezzo di succo di mela, non zuccherato
- 4 tazze di frutti di bosco surgelati
- 2 cucchiai di miele (facoltativo)
- 2 banane a fette

Direzione:

1. Mettere in un frullatore succo di mela, frutti di bosco, miele, banana e yogurt e frullare fino a ottenere un composto omogeneo.
2. Versare in 4 bicchieri.
3. Guarnire con frutti di bosco freschi e rametti di menta e servire.

Le Ricette Del Giorno

Ingredienti

- 350 g di cavolfiore
- 2 spicchio di aglio
- 50 g di cipolla rossa
- 2 peperoncino Bird's Eye
- 2 cucchiaino di zenzero fresco tritato
- 2 cucchiai di olio extravergine di oliva
- 2 cucchiaini di curcuma in polvere
- 4 0 g di pomodori secchi
- 40 g di prezzemolo
- 350 g di fesa di tacchino
- 2 cucchiaino di salvia essiccata
- Il succo di mezzo limone
- 2 cucchiaio di capperi

Preparazione:

1. Prepara prima di tutto il "finto" couscous di cavolfiore: metti il cavolfiore in un robot da cucina e frullalo finemente, finché appunto, non somiglierà per consistenza al couscous.
2. In mancanza di un robot da cucina, puoi ottenere lo stesso risultato tagliandolo molto finemente con un coltello.
3. Lascia soffriggere in un cucchiaino d'olio l'aglio insieme alla cipolla rossa affettata, al peperoncino e allo zenzero tritati.
4. Bada che appassiscano per bene, ma che non diventino troppo scuri.
5. Aggiungi quindi curcuma e cavolfiore e lascia cuocere per un minuto o poco più.

6. Togli tutto dal fuoco e aggiungi i pomodori secchi e metà del prezzemolo tritato.

7. Ora copri la fettina di tacchino con la salvia e un po' d'olio e friggila in padella a fuoco medio per 5-10 minuti, girandola regolarmente.

8. Appena sarà cotta, cospargila di succo di limone, aggiungi il prezzemolo tritato, i capperi e un cucchiaio d'acqua.

9. Ora puoi unire tutto al "finto" couscous di cavolfiore.

Tofu Al Forno Con Harissa E Couscous

Di Cavolfiore

Ingredienti (per una porzione):

- 250 g di cavolfiore
- 90 g di cipolla rossa
- 2 cucchiaino di zenzero fresco tritato
- 2 cucchiaini di curcuma in polvere
- 80 g di pomodori secchi
- 40 g di prezzemolo

- 120 g di peperone rosso
- 2 peperoncino Bird's Eye
- 2 spicchi di aglio
- 2   cucchiaino   circa   di   olio extravergine di oliva
- 2 pizzico di cumino secco

- 2 pizzico di coriandolo secco
- Il succo di mezzo di limone
- 250 g di tofu duro

Preparazione:

1. Preriscalda il forno a 250 gradi.
2. Comincia a preparare in questo modo l'harissa: affetta il peperone, dopo aver eliminato semi e picciolo.
3. Metti le fette così ricavate su una teglia e cospargile con il peperoncino e con lo spicchio di aglio, entrambi tritati finemente.
4. Aggiungi un filo d'olio extravergine di oliva e le spezie secche.
5. Lascia cuocere in forno per una ventina di minuti, cosicché il peperone si ammorbidisca e non diventi troppo scuro.
6. Lascia il forno acceso, dopo che avrai tirato fuori il peperone.

7. Lascia raffreddare un poco il peperone.

8. Poi frullalo insieme al succo di limone, così da ottenere un composto omogeneo.

9. Affetta ora il tofu longitudinalmente e taglia poi ogni fetta in triangoli.

10. Disponi le fette così ottenute in una teglia, coprile con l'harissa appena preparata e cuocile nel forno lasciato acceso alla stessa temperatura per 25 a 30 minuti.

11. Ora prepara il couscous di cavolfiore: mettilo in un robot da cucina, in mancanza di questo, taglialo con un coltello a pezzettini piccolissimi; la consistenza dev'essere simile a quella del couscous vero.

12. Trita ora lo spicchio d'aglio rimasto e soffriggilo insieme alla cipolla rossa affettata e allo zenzero, in un cucchiaino d'olio.

13. Lascia appassire tutto, poi aggiungi la curcuma e il cavolfiore. Lascia cuocere per un minuto o poco più.

14. Togli dal fuoco e unisci i pomodori secchi e il prezzemolo, entrambi tritati finemente.

15. Servi tutto insieme al tofu.

Capitolo 6: Storie Di Successi Della

Dieta Sirt

Le loro scoperte sono state una svolta nel campo della dieta e del fitness. Hanno scoperto che alcuni alimenti contengono numeri relativamente più elevati di un particolare composto chimico chiamato polifenolo. È stato già stabilito che i polifenoli sono associati a molti benefici legati alla perdita di grasso. È un composto essenziale nel ciclo di combustione dei grassi per attivare l'ormone brucia grassi chiamato lipasi. Tuttavia, con loro sorpresa, è stato importante scoprire che i livelli più alti di polifenoli negli alimenti portano ad una maggiore attivazione di un particolare gene chiamato "gene magro" da parte dei ricercatori. Il gene magro era un catalizzatore essenziale nel meccanismo naturale di combustione dei grassi del corpo. Questo gene è un gruppo che contiene sette diversi tipi nel corpo umano. È anche chiamato il sirtuin da cui prende il nome la dieta sirtfood. I polifenoli agiscono sulla lipasi e su altri mediatori che bruciano i grassi attivando un particolare tipo di gene nel corpo chiamato sirtuin. Questo gene è la parte più cruciale della dieta sirtfood perché, attraverso questa attivazione genica, gli alimenti ricchi di polifenoli chiamati sirtfoods agiscono sul grasso immagazzinato in più nel nostro corpo e generano un ciclo brucia-grassi nel nostro corpo per sbarazzarsene. Il gene Sirtuin è un gene umano e presente in ogni essere umano. È presente anche in alcuni altri animali ma in forme modificate. È interessante notare che il primo incontro con il gene sirtuin è stato nel 2002 quando un gruppo di ricercatori ha trovato la sua iperattivazione associata a particolari tipi di alimenti somministrati ad alcuni animali. Quindi sono stati condotti numerosi studi sui topi per verificare l'efficacia di questi alimenti e l'attivazione del gene sirtuin nel corpo umano. Questi studi hanno confermato che il gene sirtuin è associato alla perdita di grasso e che i cibi di sirtuin, che contengono la massima quantità di polifenoli, sono molto importanti quando si è sottoposti a una dieta dimagrante.

L'attivazione di sirtuin nell'uomo non solo fornisce benefici per la perdita di grasso, ma è anche associata a un invecchiamento ritardato. Numerosi tipi di ricerca hanno confermato che il gene sirtuin attivato dalle relative azioni del polifenolo presente negli alimenti sirtuin ha rallentato il processo di invecchiamento nei soggetti. I soggetti si sentivano meglio con questa dieta e le lentiggini sul viso si ridussero in larga misura, con un aumento del bagliore naturale della pelle. Quindi i benefici per la salute della dieta sirtfood non si limitano alla perdita di grasso solo come scoperto in ricerche precedenti. Ora è un argomento di grande interesse che gli alimenti a base di latte possano contenere anche molti altri potenziali composti, che possono fornire fantastici benefici per la salute se usati in concentrazione adeguata. La dieta sirtfood contiene tre fasi, iniziale, adattamento e mantenimento. I primi due passaggi comprendono due settimane e la fase di manutenzione può durare diversi mesi o più. Dipende dagli obiettivi specifici del consumatore. Questo programma di dieta è stato proposto dai fondatori originali della dieta sirtfood ed è stato seguito da migliaia di consumatori. I risultati sono sorprendenti.

I primi sette giorni della dieta sirtfood sono i più cruciali perché in questi sette giorni è stata notata la massima perdita di grasso. Il corpo attraversa un limite impegnativo di 2 000 calorie al giorno e per i primi tre giorni. Molti benefici di perdita di grasso sono associati a questi tre giorni perché questa crisi calorica e il consumo di alimenti ricchi di polifenoli portano ad un aumento della risposta metabolica nel corpo. Anche il gene magro, chiamato anche gene sirtuin, viene smascherato durante questi tre giorni, e questo processo dura mesi anche dopo la fine del regime dietetico sirtfood. Questi erano i risultati storici associati alla dieta sirtfood, che ha creato molto clamore di questo regime dietetico in molti diversi paesi del mondo. Dalla sua scoperta fino ad oggi, centinaia e migliaia di persone, dagli atleti ai malati cronici, hanno consumato la dieta sirtfood e i loro risultati hanno mostrato trasformazioni formidabili.

Nel prossimo contesto discuteremo alcune storie di successo associate alla dieta sirtfood.

La dieta sirtfood e Lorraine Pascale:

Lorraine Pascale è probabilmente la cuoca e appassionata di cibo più conosciuta e apprezzata al mondo. Appartiene al Regno Unito, lo stesso paese in cui è stata introdotta la dieta del sirtfood. È conosciuta come una top model di successo quando Lorraine aveva sedici anni. Si prese cura di sua madre malata cronica per molti anni, ed era il momento in cui trovava l'importanza di alcuni cibi particolari nel nutrimento di pazienti con malattie croniche. Questo ha trasformato i suoi interessi in direzioni completamente diverse. Si interessa alla cucina e in poco tempo viene riconosciuta come la cuoca più famosa ed apprezzata al mondo. Ha scritto molti libri su dieta e alimenti. Oltre un milione di copie dei suoi libri sono state vendute esclusivamente nel Regno Unito, e questo è stato un enorme successo. È conduttrice televisiva e i suoi spettacoli sono trasmessi in oltre 8 0 paesi in tutto il mondo. Le valutazioni dei suoi spettacoli sono pazze, ed è la cuoca più seguita a livello globale.

L'elogio del guru della dieta sirtfood è stato un importante passo avanti nella popolarità di questo regime dietetico. Ha detto che la dieta sirtfood è la dieta più conosciuta per lei con migliaia di benefici. Si considera la più grande fan della dieta sirtfood, che è abbastanza rispetto alla dieta sirtfood. Ha detto che la dieta a base di sirtfood è stata una svolta nel raggiungimento della migliore forma della sua vita; anche questa persona è una top model stessa. Quindi, in particolare, queste dichiarazioni della Lorraine Pascale sono sufficienti per stabilire i benefici per la salute della dieta sirtfood.

David Haye e la dieta sirtfood:

È uno dei pugili più dinamici della storia. Appartiene al Regno Unito e ha vinto numerosi titoli di campionati di boxe. Ha combattuto per due diverse classi di peso nello stesso anno e ha vinto entrambi i titoli di campione del mondo, grazie alla sua dieta sirtfood e al fantastico allenamento. David Haye è un vegano che ama i cibi vegani. Ha anche una società che produce polveri proteiche vegane. Il problema numero uno delle diverse diete dimagranti è il problema relativo ai follower vegani. La maggior parte delle normali diete dimagranti comporta una dieta ricca di proteine proveniente dalla fonte animale, che è, ovviamente, un grosso problema per gli amanti dei vegani. Alcune diete dimagranti sono pensate anche per i vegani e queste diete non hanno spazio per gli amanti della carne. Quindi questo completamento incrociato tra interesse vegano e non vegano causa molti problemi per entrambe le categorie. La dieta sirtfood è unica in questo senso. Contiene una grande varietà di cibi vegani e uno spazio perfetto per gli amanti della carne. La dieta può essere modificata in base all'interesse personale ed è una situazione vantaggiosa per entrambi. Il consumatore deve semplicemente attenersi ai principi di base della dieta sirtfood, che sono molto semplici da seguire.

Questa dieta perfetta per i vegani ha offerto benefici significativi al pugile vegano David Haye durante le sue competizioni. Ha detto che la dieta sirtfood gli ha fornito i benefici più significativi della sua carriera rifornendo il suo corpo di molta energia e una scala facile per salire su una classe di peso superiore e vincere il titolo contro un concorrente che conteneva un'altezza di 10 pollici e 46 kg di beneficio in peso su David Haye. Ma le sue incredibili abilità e l'alta energia fornite dalla dieta sirtfood gli hanno fornito il nuovo titolo mondiale dei pesi massimi. È sufficiente descrivere i benefici della dieta sirtfood.

Capitolo 7: Domande E Risposte

Fare un po' di esercizio fisico moderato e frequente aumenterà la perdita di grasso e i benefici per la salute. Si consiglia tuttavia di non eccedere durante i 8 giorni iniziali poiché un allenamento molto lungo o troppo intenso può stressare l'organismo in questo particolare periodo di restrizione calorica. Ascoltate il vostro corpo e permettete ai cibi Sirt di svolgere il lavoro più duro.

La dieta Sirt, come qualsiasi piano alimentare ipocalorico, non è consigliata alle persone sottopeso. Il metodo migliore per imparare quando si è sottopeso è quello di calcolare l'indice di massa corporea o IMC. Ci sono molti calcolatori di IMC online. Se il vostro IMC è di 2 8,6 o meno, la dieta Sirt è sconsigliata. Essere sottopeso può ridurre l'efficienza del sistema immunitario, può aumentare le probabilità di indebolimento delle ossa (osteoporosi) e può causare problemi di fertilità. Tuttavia, anche se siete sottopeso, potete comunque inserire molti cibi Sirt nella vostra dieta quotidiana in modo da beneficiare delle loro proprietà per migliorare la salute.

Se invece siete normopeso e avete un IMC compreso tra 20 e 26 potete continuare con attenzione il programma Sirt per essere più energici e sani.

La dieta Sirt ha effetti positivi solo sulla perdita di peso?

Il peso è un fattore determinante per la salute. Per quantificare il successo di una dieta, però, spesso ci limitiamo a calcolare quanti chili si perdono in un dato periodo di tempo. Il calo di peso è sicuramente importante ma i vantaggi del piano alimentare Sirt si misurano anche e soprattutto in termini di salute. L'assunzione di cibo sano e benefico per l'organismo promuove infatti il benessere generale, migliora le funzioni fisiologiche e aumenta l'energia. È quindi limitativo riferirsi solo alla perdita di peso.

E Se I Cibi Consigliati Non Mi Piacciono?

Nel caso in cui pensi di trasformarti in un fan dei cavolini di Bruxelles se li hai sempre odiati, ti stai preparando a fallire. La spiegazione è semplice: una dieta non può funzionare se mangiate cose che non vi piacciono. Se quindi ad esempio non gradite le carote, provate altri ortaggi come lattuga, cavolo verde o bietole. Il segreto è mangiare sano senza abbandonare i propri gusti e le proprie abitudini. Un buon metodo è quello di testare le spezie, di assaporare i condimenti o di provare modi di cucinare salutari e gustosi. Potete per esempio utilizzare una miscela di spezie per impanare il pollo o per rendere più saporite e verdure.

Posso Aspettarmi Risultati Immediati?

Durante la prima settimana della dieta Sirt si perdono fino a 4 chili e mezzo di peso. I risultati sono quindi molto veloci! Tuttavia, nei periodi successivi, non superare i vincoli per raggiungere più rapidamente i risultati che ti sei prefissato. La scelta di evitare di mangiare il vostro cibo da asporto preferito o di perdere 2 0 chili entro un mese può ritorcersi contro di voi. Rinunciare a lungo ai cibi che vi piacciono porterà nel tempo a non riuscire più a tollerare la voglia, generando abbuffate poco salutari. Inoltre, cercare di ridurre il peso troppo velocemente causerà senza dubbio delusione in caso non raggiungiate l'esito sperato. La chiave sta nel porsi obiettivi più piccoli, dilatati nel tempo, che vanno a contribuire all'obiettivo finale.

Uno dei motivi per cui le persone mangiano troppo a Natale è che c'è una grande quantità di cibo in giro. È importante rendete semplice la scelta di opzioni salutari organizzandosi in anticipo. La preparazione dei pasti è fondamentale per un programma di dieta equilibrata. Tagliare le verdure, cucinare più porzioni da conservare per la settimana e tenere a portata di mano alimenti sani sono solo alcuni degli stratagemmi che vi permetteranno di non eccedere.

Capitolo 8: Le Basi Della Dieta

La dieta Sirt si basa sul consumo di determinati alimenti, detti proteine che attivano il cosiddetto "gene magro", riducendo la sensazione di fame e favorendo un rapido dimagrimento. Il consumo degli alimenti Sirt con la riduzione di altri cibi non Sirt, simulano il digiuno, attivando le sirtuine che impongono all'organismo di bruciare i grassi corporei per ottenere l'energia necessaria per il svolgere tutte le funzioni vitali.

La dieta Sirt, a differenza delle altre è basata sulla diminuzione dell'assunzione delle calorie, sull'aggiunta e non sull'eliminazione dei cibi dalla normale alimentazione di tutti giorni.

I cibi Sirt sono semplici alimenti che possiamo trovare ovunque, come il cavolo riccio che è uno tra più importanti alimenti Sirt, le fragole, il vino rosso, il cioccolato fondente, la carne, il pesce e l'olio extravergine di oliva per citarne alcuni, che permettono l'aumento delle sirtuine nell'organismo.

È consentito mangiare alimenti Sirt a volontà, in questo modo si ha un'alimentazione più sana senza patire la fame di una normale privazione di cibo delle diete classiche.

Il percorso alimentare Sirt è diviso in due fasi: la prima fase dedicata al dimagrimento, la seconda al mantenimento del peso perso. Tutte e due le fasi sono basate dal consumo di pasti preparati con alimenti Sirt e dai succhi verdi.

I succhi verdi sono fondamentali per la riuscita della dieta, sono dei centrifugati di verdure, frutta e tè verde matcha. Nel ricettario troverete la ricetta completa, questi succhi ci permettono di assumere molti cibi Sirt in una sola volta.

I succhi verdi devono essere consumati tre volte al giorno a intervalli regolari e un'ora prima o due ore dopo i pasti.

Come iniziare la dieta

La dieta Sirt è basata sull'attivazione delle sirtuine, attraverso il consumo dei cibi Sirt in aggiunta a una normale alimentazione, eliminando il consumo di zuccheri e di carboidrati a favore di alimenti sani.

La dieta Sirt è uno tra i regimi alimentari più in voga del momento, seguita da molti personaggi famosi che, grazie a lei, hanno perso molti chili in eccesso.

È un regime alimentare ipocalorico, basato sul minimo consumo di carboidrati e zuccheri, favorendo il consumo di cibi sani ed equilibrati, detti appunto cibi Sirt, come le verdure, gli ortaggi e i legumi, che vanno aggiunti alla normale alimentazione quotidiana. Un'alimentazione che permette di perdere peso già dai primi giorni.

La dieta Sirt, infatti, promette di far perdere fino a 4 ,6 chili nella prima settimana. Ma potrebbero essere solo pochi chili, questo è dato dal fatto che dobbiamo tener conto di molti aspetti, soprattutto dalla reazione dell'organismo al cambiamento improvviso dell'apporto calorico.

Per iniziare la dieta Sirt, non bisogna fare tanti sacrifici, anche se i primi 4 giorni saranno i più duri.

Superati i primi 4 giorni, sarà davvero semplice seguire la cura dimagrante Sirt, cambiando le nostre abitudini alimentari quotidiane e rispettando alcune semplici regole:

Per prima cosa bisognerà liberare la dispensa e il frigo di tutti quegli alimenti che posso fare cadere in tentazione, che contengono zuccheri e carboidrati, come le bevande gassate e le merendine.

Dopo aver svuotato frigo e dispensa da tutti i cibi non consentiti dalla dieta Sirt, si passa a fare la spesa. Per evitare di comprare troppi alimenti, che potrebbero andare a male, come nel caso delle verdure e ortaggi, un buon consiglio è quello di stilare un menù settimanale. Una volta fatto, in base a questo si potrà scrivere la lista della spesa, in questo modo compreremo solo che ci serve senza sprechi.

Quando possibile, acquista alimenti freschi e biologici, per sfruttare al meglio tutti i valori nutritivi degli alimenti.

Per chi lavora, o ha poco tempo per dedicarsi quotidianamente a preparare le ricette della dieta Sirt, una buona idea, è quella di preparare in anticipo i piatti previsti dal menù settimanale. Si potrebbe scegliere un giorno libero della settimana, per preparare e mettere le porzioni nei contenitori ermetici, e se si vuole congelarli. L'importante è indicare nelle etichette gli ingredienti utilizzati e il giorno in cui devono essere consumati.

Non saltare mai i pasti, e preferire i cibi Sirt a quelli non Sirt, mangiandone a volontà.

Questi sono dei pochi, ma buoni, consigli che si possono seguire se si vuole iniziare la dieta Sirt, il consiglio più importante, prima di iniziare la dieta, rimane quello di rivolgersi ad uno specialista, che valuterà le vostre condizioni di salute con esami del sangue e visite specialistiche, consigliandovi quali cibi siano più adatti alle vostre esigenze.

Capitol 9: La struttura e le fasi della dieta

Come abbiamo detto più volte, la dieta Sirt, si basa sul consumo di quei cibi detti Sirt, ovvero quegli alimenti che contengono polifenoli, quercitina e tutte quelle sostanze che servono per attivare le sirtuine.

La dieta Sirt è strutturata in due fasi, la prima chiamata di dimagrimento, dura soltanto 8 giorni e ha il compito di attivare i geni magri.

Prevede l'assunzione di 2 000 calorie giornaliere per i primi 4 giorni, con il consumo di un succo verde a base di verdure, frutta e tè verde matcha, 4 volte al giorno e un solo pasto Sirt, composto da alimenti solidi come la carne o il pesce.

I succhi verdi devono essere consumati 4 volte al giorno, preferibilmente al mattino, a metà mattina e nel pomeriggio, l'unico pasto della giornata è consigliabile consumarlo a pranzo o la sera, se si ha voglia, ci si può concedere un piccolo sfizio, mangiando una porzione di circa 20 gr di cioccolato fondente 86 %.

Nei 4 giorni rimanenti, le calorie giornaliere da assumere diventano 2 6 00, con il consumo di due succhi verdi e due pasti Sirt al giorno, in questo modo, alla fine della settimana, si possono perdere fino a 4 ,6 chili di peso.

La seconda fase è quella di mantenimento, ha la durata di due settimane e ha il compito di mantenere alto livello di sirtuine per favorire il dimagrimento e mantenere il peso raggiunto.

Dal giorno 8 al giorno 22 , si devono perciò consumare un succo verde e 4 pasti Sirt al giorno. Questo periodo, prevede l'assunzione di 2000 calorie al giorno, il consumo di pasti anche non Sirt, consentendo il consumo di cioccolato e di un bicchiere di vino rosso 2 o 4 volte a settimana.

Una volta finite le fasi della dieta Sirt, si potrà tornare a un'alimentazione normale, senza dover stare sempre a dieta, anche se ogni tanto si dovrà ripetere nuovamente la dieta Sirt.

In base agli obiettivi stabiliti e ai chili che si vogliono perdere, si dovrà ripete la dieta Sirt ogni 4 mesi o una volta l'anno.

Prima di intraprendere qualsiasi dieta, la prima cosa da fare è rivolgersi a un professionista, come un dietologo o un nutrizionista, che attraverso delle visite specialistiche e le dovute analisi, personalizzerà uno schema per poter iniziare la dieta Sirt.

Cibi   ammessi   e   cibi   vietati

Come si è già detto lo scopo della dieta Sirt è quello di simulare lo stato di digiuno. Con il consumo di determinati cibi che attivano le sirtuine, che attivano i geni magri per bruciare le riserve di grasso corporeo, in modo da perdere peso.

La dieta Sirt prevede il consumo di alcuni cibi ricchi di polifenoli, detti cibi Sirt, anche come centrifugati. È consentita la possibilità di mangiare 2 6 -20 g di cioccolato fondente al giorno e 2 o 4 volte a settimana un bicchiere di vino.

Gli unici alimenti vietati da questa dieta, sono tutti quei cibi che contengono zuccheri e carboidrati come i prodotti industriali, dolciumi e cibi raffinati, questo per non fare alzare i livelli di glucosio nel sangue e bloccare lo stato di digiuno.

Per chi ama la pasta o i dolci questa dieta potrà essere un po' difficile da seguire, ma alla fine non è poi così restrittiva, anzi al contrario, visto che prevede l'aggiunta dei cibi Sirt all'alimentazione giornaliera.

Nella dieta Sirt, è consentito il consumo di quasi tutti gli alimenti, ad esclusione degli zuccheri e dei carboidrati, si possono mangiare molte verdure, ortaggi, legumi pesce e con moderazione anche la carne e le uova. Anche se ci sono cibi che contengono polifenoli rispetto ad altri.

I cibi Sirt consigliati, come abbiamo detto, sono quelli ricchi di polifenoli, che

attivano le sirtuine, oltre al vino rosso e
il cioccolato fondente 86 %, sono:

VERDURE: cavolfiore, fagioli, fave, rucola, crescione, pak choi, invidia, cavolo riccio, levistico, cicoria, cipolla rossa, sedano, radicchio rosso, prezzemolo, pomodoro, asparagi, broccoli, carciofi, cavolo cinese, cipolle bianche, crescione, fagiolini, indivia, insalata belga, scalogno, melanzane e piselli.

FRUTTA: fragole, mirtillo rosso, mela, datteri, uva nera, more, sambuco, bacche di Goji, ciliegie, lamponi, mele, prugne nere, ribes nero, agrumi e frutti di bosco.

CEREALI: grano saraceno, soia, Popcorn, quinoa e farina integrale.

FRUTTA SECCA: noci , semi di chia, arachidi, castagne, Noci Pecan e semi di girasole.

AROMI E SPEZIE: peperoncino, aneto, erba cipollina, salvia secca, menta piperita, origano secco, peperoncino, salvia secca, timo, zenzero, capperi e curcuma.

BEVANDE (non zuccherate): tè verde matcha, tè nero, caffè, acqua, tisane varie.

Anche se limitate a 2 o 4 volte a settimana è consentito il consumo di carne rossa e bianca, uova e pesce da preferire quello ricco di Omega-4 come il salmone, così come l'olio extra vergine di oliva per condire tutti i piatti.

Questi sono solo alcuni dei cibi della dieta Sirt, tra cui i Super-food Sirt, che approfondiremo in seguito.

Ricordiamo sempre che prima di iniziare una dieta è sempre meglio rivolgersi a uno specialista e non ricorrere alle diete fai da te improvvisate che si trovano nelle riviste o sui siti web.

Lista della spesa

Se si segue una dieta Sirt, la cosa più importante è la spesa, se si riesce ad organizzarsi bene e acquistare prodotti biologici e freschi, budget permettendo, siamo già a metà dell'opera.

Sapersi organizzare con la spesa, compilando un menù settimanale e una lista della spesa con tutti gli ingredienti che servono, si potrà risparmiare tempo e soldi evitando di comprare alimenti superflui che potrebbero reperirsi facilmente, senza poterli utilizzare.

Se si decide di preparare in anticipo i cibi per poi congelarli e consumarli in un secondo momento, possiamo prendere l'abitudine di compilare la lista della spesa la sera, per avere la certezza degli alimenti che mancano in frigo.

Un metodo che dobbiamo apprendere è che quando siamo al supermercato, non comprare la prima cosa che ci capita sotto mano: Bisogna leggere sempre l'etichetta per verificare la tracciabilità, così da scegliere prodotti italiani, magari costeranno qualche centesimo in più, ma si potrà contare sulla qualità del prodotto.

Questa regola vale per tutti i prodotti, che si parli di verdure e ortaggi, o carne e pesce, bisogna sempre acquistare prodotti freschi e italiani.

Se acquistiamo verdure, ortaggi o frutta, è bene, per quanto sia possibile, acquistare prodotti a chilometro zero e di stagione, per essere sicuri di non consumare prodotti di serra trattati con pesticidi e conservanti.

Se non possiamo acquistare prodotti a chilometro zero, possiamo optare anche per i cibi del supermercato, basta scegliere quelli di stagione e di provenienza italiana, per i broccoli, insalate o altre verdure posso andare bene anche quelle in busta o surgelate.

Anche per le uova, la scelta migliore è quella di acquistare uova provenienti da allevamenti di galline allevate a terra e senza antibiotici.

Non dimentichiamo di aggiungere alla nostra lista della spesa il caffè, il tè verde matcha e, per insaporire e condire i nostri piatti, le cipolle rosse, l'olio extra vergine di oliva e le spezie, come la curcuma e il peperoncino.

E visto che nella dieta Sirt è previsto, nel nostro carrello della spesa non deve mai mancare una buona bottiglia di vino rosso e una tavoletta di cioccolato fondente all'86 % o più.

Questi alimenti, in linea di massima, sono quelli che stanno alla base della dieta Sirt. Nulla però toglie di aggiungere altri prodotti alla nostra lista, l'importante è che tutte le ricette e gli abbinamenti degli alimenti siano sempre equilibrati, che rispettino le calorie stabilite e soprattutto che siano state scritte da un nutrizionista che dopo averci visitato ha pianificato il nostro percorso Sirt.

RICETTARIO

La dieta Sirt, oggi è una delle diete più conosciuta e chiacchierata del momento, grazie a volti famosi come Pippa Middleton e Adele, che ha perso più di 4 0 chili in un anno.

È una dieta che non consente il consumo di carboidrati e zuccheri, ma è basata sul consumo di centrifugati di verdure e frutta varia e un limitato consumo di carne, pesce e uova.

I cibi Sirt sono facili da trovare ed economici, i loro abbinamenti daranno vita a ottime ricette gustose e saporite, senza lasciarvi ancora con il senso della fame o farvi venir voglia di mangiare altro.

Qui di seguito troverete ricette facili da realizzare, che utilizzano cibi Sirt per preparare la colazione, il pranzo e la cena, concedervi degli sfiziosi spuntini o dei golosi i dolci.

Le ricette che andrete a visione sono ottime ricette da replicare per i vostri pasti giornalieri, non cercate di utilizzarle per scrivere una dieta fai da te, che potrebbe solo causare problemi anche gravi di salute.

Se volete, utilizzate senza problemi queste ricette fatelo, ma solo dopo aver consultato un nutrizionista e aver stilato una dieta Sirt con tutti gli alimenti più adatti a voi e alle vostre esigenze.

Frullato Salutare Al Caffè

Ingredienti:

- 5 tazza di latte di mandorle non zuccherato
- 2 banana matura, a fette, surgelata
- Cubetti di ghiaccio

- 2 cucchiai di semi di caffè macinato
- 2 cucchiaino di estratto di vaniglia
- ½ tazza di caffè preparato freddo
- 2 cucchiai di burro di arachidi

Direction:
1.   Unire i semi di caffè macinato, burro di arachidi, estratto di vaniglia, latte di mandorle, caffè preparato, banana, miele e cubetti di ghiaccio in un frullatore.

2. Frullare fino a ottenere un composto omogeneo e cremoso.

3. Versare in 2 bicchieri e servire subito.

Frullato Di Avocado (Vegano)

Ingredienti:

- 5 tazza di latte di cocco intero
- 2 cucchiaini di zenzero grattugiato
- 2 cucchiaini di succo di limone o succo di lime
- Stevia qb
- ½ v di cucchiaino di pepe nero

- 2 avocado, sbucciato, snocciolato e tritato
- 1 tazza di latte di mandorle
- 2 cucchiaino di curcuma in polvere
- 2 tazze di ghiaccio tritato o più se necessario

Direction:]

1.   Mettere in un frullatore l'avocado, la curcuma in polvere, lo zenzero, il pepe nero e il succo di limone. Aggiungere il latte di mandorle e il latte di cocco.

2.   Frullare fino a ottenere un composto omogeneo.

3.   Aggiungere la stevia e il ghiaccio tritato e frullare fino a raggiungere la consistenza desiderata.

Conclusione

Nel corso di questo libro, non solo hai imparato le informazioni di base necessarie per iniziare la dieta Sirtfood, ma hai anche guadagnato molto di più! Imparando a pianificare, preparare e conservare i pasti, sarete in grado di padroneggiare facilmente la dieta Sirtfood con poco sforzo quotidiano. Potrete gustare pasti deliziosi in un attimo senza dovervi sforzare dopo una lunga giornata di lavoro. Basta prepararsi un po' in anticipo per avere un frigorifero e un congelatore completamente riforniti di deliziosi pasti fatti in casa perfettamente adatti ai vostri gusti.

Il menù che vi ho fornito vi aiuterà a rimettervi in piedi. Sia che scegliate di usare il piano esattamente come l'ho progettato, di personalizzarlo, o di crearne uno vostro da zero, scoprirete che avere un piano e una guida da seguire per mangiare più sano, perdere peso e migliorare la vostra salute può essere più facile che mai.

Ci sono oltre ottanta ricette in questo libro, tutte in grado di aiutarvi in ogni fase del vostro viaggio per raggiungere il vostro obiettivo. Sia che la vostra ricetta preferita sia il Fudgy Brownies di grano saraceno, il vin brulé, le frittelle di grano saraceno senza glutine, il BBQ Tempeh Sandwiches, o il pollo con cipolle e funghi balsamici, troverete sicuramente una serie di piatti che vi piacciono molto. Sia che iniziate a seguire alla lettera la dieta Sirt o semplicemente sperimentando e gustando i piatti di questo libro, siete sicuri di sperimentare i benefici e di innamorarvi di nuovo del cibo. Cosa state aspettando? Con un piccolo sforzo e un po' di tempo in cucina, si può andare verso il successo.

Grazie per aver letto questo libro! Spero che troviate il successo che state cercando.

www.ingramcontent.com/pod-product-compliance
Lightning Source LLC
Chambersburg PA
CBHW070525030426
42337CB00016B/2103